Dʳ H. OMBRÉDANNE

GRIPPE

ET

FIÈVRE TYPHOÏDE

ÉTUDE SUR L'INFECTION TYPHO-GRIPPALE

Montp. — Typ. Charles Boehm.
10, Rue d'Alger, 10

GRIPPE

ET

FIÈVRE TYPHOÏDE

ÉTUDE SUR L'INFECTION TYPHO-GRIPPALE

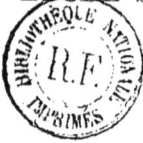

PAR

Henri OMBRÉDANNE

DOCTEUR EN MÉDECINE

Ancien externe des Hôpitaux de Paris

MONTPELLIER

TYPOGRAPHIE ET LITHOGRAPHIE CHARLES BOEHM

Éditeur du Nouveau Montpellier Médical

—

1897

A MON FRÈRE ET A MA SŒUR

A MES PARENTS

A TOUS MES AMIS

OMBRÉDANNE.

A MES MAITRES

A MON PRÉSIDENT DE THÈSE
Monsieur le Professeur CARRIEU

ÔMBRÉDANNE.

AVANT-PROPOS

La fièvre typhoïde est une des affections sur lesquelles on a le plus écrit dans les quarante dernières années. Combien de choses cependant restent obscures pour le clinicien dans cette maladie dont les aspects sont si variés. Sans doute, dans bon nombre de cas, la science a de nos jours suffisamment fixé les symptômes essentiels de cette affection pour que le diagnostic de fièvre typhoïde s'impose : mais c'est là une fièvre typhoïde type, ce n'est pas et ce ne peut pas être «la fièvre typhoïde». L'extrême variabilité symptomatique, la grande diversité des modes de début, laisseront toujours les descriptions incomplètes.

L'expérience clinique montre bien vite la complexité fréquente qui s'offre à nous dans l'étude des phénomènes morbides. Aussi, est-il certains cas complexes où le diagnostic et le pronostic de la fièvre typhoïde sont presque impénétrables. C'est lorsque cette maladie est accompagnée ou précédée d'un état pathologique bien défini nosographiquement. Cette circonstance a frappé un certain nombre d'auteurs.

Certains malades, au début, souffrent uniquement de phénomènes catarrhaux qu'on pourrait attribuer à une invasion de grippe. Ils se plaignent, comme dans les formes ordinaires de la grippe, d'accablement, de céphalalgie, d'anorexie, etc. ; mais certains phénomènes classiques, la diarrhée ou les épistaxis, par exemple, font défaut et d'autres phénomènes, qui sont rares dans la fièvre typhoïde et habituels dans l'influenza, se montrent au contraire avec une prédominance manifeste. Tels les signes de catarrhe des voies respiratoires supérieures : le coryza, la toux, tels une courbature générale intense et des douleurs musculaires très prononcées. Par la suite le diagnostic de fièvre typhoïde vient se confirmer, soit par l'apparition des taches rosées lenticulaires, soit que la courbe thermique prenne la tournure habituelle.

Dans d'autres cas, le diagnostic est encore plus difficile : l'on a sous les yeux une affection traînante mal caractérisée au début ; puis plus ou moins rapidement apparaissent des accidents graves, état typhoïde plus ou moins accentué. Des symptômes thoraciques plus graves qu'à l'ordinaire, la marche de la température, la longueur du début, révèlent, bien que le diagnostic de fièvre typhoïde tende à s'imposer à l'esprit du médecin, qu'il s'est surajouté un élément de nature grippale à l'infection typhoïde pour produire cette forme atypique.

Les cas de ce genre sont du reste peu fréquents et les travaux publiés sur ce sujet peu nombreux.

Récemment, nous avons pu observer un exemple de cette coexistence de la grippe et de la fièvre typhoïde sur le même individu dans le service de M. le professeur Carrieu, qui nous a donné l'idée de traiter ce sujet dans notre dissertation inaugurale.

Nous avons alors cherché si pareilles observations avaient été notées par les auteurs qui ont écrit sur la fièvre typhoïde. Nous avons bien constaté que le début de cette affection par des symptômes de grippe, que la superposition même des deux états morbides n'était pas une chose inconnue, mais nous avons été surpris de la brièveté avec laquelle cette mention était faite dans certains cas, et même du silence complet qu'ont gardé la plupart des pathologistes sur ce sujet. Presque tous ceux qui en parlent, en effet, consacrent quelques lignes à peine à cette particularité intéressante et établissent au chapitre du diagnostic quelques différences banales qui sont mentionnées sans la moindre insistance.

Dans ces conditions il nous a semblé intéressant de réunir dans ce travail les observations que nous avons pu trouver dans les traités et recueils mis à notre disposition. Nous aurons de plus, après avoir exposé comparativement les symptômes de la fièvre typhoïde et de la grippe, à rechercher si, de l'analyse attentive de ces deux ordres d'infections, il est possible de faire ressortir les éléments d'un diagnostic certain de l'infection typho-grippale.

Voici le plan qu'il nous a paru utile de suivre dans le cours de ce travail :

Nous ferons en premier lieu l'historique de la question, nous proposant d'y rappeler l'opinion des différents auteurs qui ont mentionné ou décrit les faits dont nous allons nous occuper.

Dans un premier chapitre, nous rappellerons les principaux symptômes d'une fièvre typhoïde à marche normale, d'intensité moyenne. Nous insisterons spécialement sur la période de début où se trouvent réunies les plus grandes difficultés du diagnostic.

Dans le second chapitre nous exposerons la symptomatologie ordinaire de la grippe.

Décrivant ensuite au début du troisième chapitre quelques types de grippe et fièvre typhoïde tirés de nos observations nous en ferons par exclusions successives le diagnostic différentiel, amenés ainsi à admettre réellement l'existence d'une infection typho-grippale.

Notre quatrième chapitre sera consacré à la description de la double infection.

Enfin dans une dernière division nous examinerons le pronostic de l'infection typho-grippale et l'opportunité de la balnéation réfrigérante dans son traitement.

Après avoir exposé les diverses observations que nous avons pu recueillir, nous tirerons de notre travail les conclusions qui nous sembleront pouvoir être utiles.

Qu'il nous soit permis d'exprimer à M. le professeur Carrieu notre vive gratitude pour la bienveillance qu'il nous a témoignée et l'honneur qu'il nous a fait en acceptant la présidence de notre thèse.

Nous devons tous nos remerciements à M. le professeur Bosc pour l'amabilité avec laquelle il nous a fourni nos documents d'anatomie pathologique. Nous remercions également M. le Dr Magnol, chef de clinique, pour l'observation inédite qu'il a bien voulu nous communiquer.

GRIPPE

ET

FIÈVRE TYPHOÏDE

ÉTUDE SUR L'INFECTION TYPHO-GRIPPALE

HISTORIQUE

Si la fièvre typhoïde est généralement une affection primitive, il faut aussi reconnaître qu'elle peut éclore d'une façon sinon secon-daire, au moins consécutive. La rareté de cette fièvre chez les per-sonnes dont la constitution est altérée par l'existence d'une mala-die antérieure a fait émettre l'hypothèse d'un antagonisme d'ailleurs démenti par les faits et que rien ne peut faire admettre.

Dans les auteurs anciens nous n'avons rien trouvé de relatif à notre sujet. La plupart mentionnent, à propos des formes clini-ques de la maladie, la forme muqueuse, la forme ataxique, la forme catarrhale, etc.; mais aucun ne décrit la forme grippale. Quelques-uns cependant indiquent leur connaissance des formes complexes de la fièvre typhoïde.

Nous voyons dans le premier volume des leçons cliniques de Chomel : «L'un des cas les plus embarrassants sous le rapport du diagnostic est celui où la fièvre typhoïde survient comme complication d'une autre affection. Dans ces occasions, l'attention du médecin sera quelquefois éveillée d'abord par la prolongation de la première maladie ou d'une de ses périodes au delà de la durée ordinaire, ou par l'apparition de symptômes différents de ceux qu'on observe dans l'affection première. Si parmi ces nouveaux symptômes surviennent des phénomènes ataxiques ou adynamiques, s'il s'y joint des épistaxis, de la diarrhée, du météorisme, des taches typhoïdes, il ne devra rester aucun doute dans son esprit sur le développement secondaire d'une fièvre typhoïde».

Sans pouvoir conclure, à cause du petit nombre de faits qu'il a observés, Chomel se demande s'il n'y a pas là une cause d'aggravation.

Griesinger, dans son *Traité des maladies infectieuses*, a établi que la fièvre typhoïde pouvait se rencontrer à la suite d'un certain nombre d'états aigus. « Les hommes atteints de maladies aiguës ou de maladies chroniques plus importantes sont rarement atteints; ces affections donnent une certaine immunité limitée contre la fièvre typhoïde. Ainsi se comportent la chlorose, etc. Cependant il y a de nombreuses exceptions au milieu de ces affections diverses. Parmi les maladies les plus rares qui se développent sur le même individu en même temps que la fièvre typhoïde, nous nommerons la variole, la rougeole, la scarlatine, la dysenterie, le choléra et le rhumatisme articulaire aigu ». Là encore, nous ne trouvons pas mention de la fièvre typhoïde à début grippal.

En 1870-71, les grippes, suivant Moissenet présentaient la plus grande ressemblance avec la fièvre typhoïde. Ce médecin a vu à cette époque la fièvre typhoïde succéder à la grippe et se dessiner avec tous ses traits irrécusables du huitième au quinzième jour de la manifestation des symptômes bronchiques. Dans tous ces cas, c'est la forme adynamique qui dominait ; l'ataxie se développait à la suite vers le douzième jour et marchait avec l'adynamie jusqu'au vingt-cinquième et trente-sixième jour de la maladie.

En 1873, Sevestre publie dans les *Bulletins de la Société anatomique de Paris*, un cas de fièvre typhoïde à début grippal, à marche insidieuse dont la terminaison fut fatale. Il fait remarquer la marche anormale du pouls dans ce cas.

G. Homolle entrevoit le rôle des associations microbiennes et leur influence sur la production de certains états hybrides qu'il a observés : « La grippe, dit-il, se distingue par le coryza initial, le brisement et les douleurs des membres, le caractère rémittent de la fièvre avec tendance aux sueurs. Mais certaines épidémies de grippe ont avec la fièvre typhoïde une assez grande ressemblance pour donner l'idée de formes en quelque sorte mixtes ». Et ailleurs, dans son savant article sur la fièvre typhoïde du *Nouveau dictionnaire de médecine et chirurgie pratiques* : « Il faut accorder dans l'origine des formes spéciales de la dothiénentérie un rôle important aux constitutions médicales ou au milieu épidémique.

» La coïncidence d'une épidémie de grippe fera prédominer les affections des voies respiratoires chez les typhiques.

» Il existe sans doute d'autres formes anormales de la fièvre typhoïde qui prennent naissance sous l'influence simultanée sur l'organisme de plusieurs agents infectieux ou miasmatiques, mais ces faits qui s'observent surtout dans les épidémies des armées, durant les guerres prolongées ne peuvent encore être soumis à l'analyse ». Il cite lui-même l'opinion de Cazolas parlant des maladies qui sévissaient sur l'armée de Crimée : « Les affections composées n'étaient pas des maladies nouvelles, inconnues comme on pourrait le supposer, mais bien des affections complexes, mixtes, composées d'entités morbides connues, et ce n'est qu'en mettant de côté les théories des écoles fondées sur la simplicité des maladies et en appelant à son secours le concours de l'analyse clinique que le médecin parvenait à débrouiller ce chaos pathologique si confus ».

Dans une clinique faite en 1876 à l'hôpital Lariboisière et publiée

dans la *France médicale* du 25 novembre de la même année,
Maurice Raynaud, affirme nettement le caractère grippal des
fièvres typhoïdes qu'il traitait à ce moment. Voici du reste les pas-
sages de sa clinique qui ont trait à notre sujet ; il y dit en parlant
de la fièvre typhoïde : « Un caractère à noter, c'est la bizarrerie du
début. Dans nombre de cas, par exemple, le premier symptôme
qui éveille l'attention, consiste en des douleurs rhumatoïdes qui,
au premier abord, ont pu donner le change sur la nature de la
maladie.

» D'autres fois, c'est un violent torticolis qui ouvre la scène ; j'en
ai observé un exemple ces jours derniers.

» Dans d'autres cas, ce sont des accidents catarrhaux ; enchi-
frènement, toux, qui prédominaient : c''était à s'y méprendre
l'invasion de la grippe..... Un des phénomènes qui m'ont le
plus frappé, c'est l'absence de diarrhée. De même, il me semble
que les épistaxis du début sont plus rares qu'elles ne devraient
l'être ». L'absence de diarrhée qu'il signale ainsi est un phénomène
important sur lequel nous aurons à revenir au cours de ce travail.

Guéneau de Mussy dans ses *Cliniques médicales* s'exprime
ainsi : « Quoique, en général, quand l'organisme est sous l'im-
pression d'une action morbide spécifique, il soit peu disposé à en
subir une autre, cette loi souffre des exceptions. On peut admettre,
je crois, que certaines formes de la dothiénentérie peuvent être
expliquées par la combinaison de plusieurs éléments pathogéni-
ques. Ainsi j'ai vu, une année, la fièvre typhoïde se manifester
avec une prédominance très marquée des complications broncho-
pulmonaires, alors que règnait une épidémie de grippe ; les autres
symptômes de la maladie semblaient dans certains cas relégués
sur le second plan et il m'a paru que, d'une manière générale
lorsque les affections catarrhales revêtent un caractère épidémique,
elles occupent une place plus importante parmi les manifestations
de la fièvre dothiénentérique..... Quelle que soit l'opinion qu'on
adopte sur l'étiologie des maladies épidémiques ou endémiques,

leur influence modificatrice sur les maladies intercurrentes ne m'en semble pas moins incontestable ».

Murchison, dans son *Traité de la fièvre typhoïde* (traduction Lutaud 1878), cite comme pouvant accompagner la fièvre typhoïde la diphtérie, les fièvres éruptives, la tuberculose, les fièvres palustres, mais ne mentionne pas la grippe.

Nous voyons dans le *Bulletin médical du Nord*, en 1882, le Dr Grellety rapporter un fait intéressant pour nous : « Il y eut en 1854-55 une terrible épidémie de fièvre typhoïde à la Salpêtrière. Elle présentait ceci de particulier que la maladie était presque toujours combinée avec la grippe et présentait un type catarrhal manifeste. Toujours la grippe l'accompagnait, la précédait ou la suivait ».

Le Dr Brochin a observé, à plusieurs reprises, la coexistence de la grippe et de la fièvre typhoïde. Il exprime ses idées à ce sujet dans la revue clinique de la *Gazette des Hôpitaux*, du 19 mars 1881 et dans son article *grippe* du dictionnaire des sciences médicales : « Il n'est pas rare, surtout lorsque la grippe et la fièvre typhoïde règnent simultanément à l'état épidémique, de les voir se succéder l'une à l'autre, soit que la fièvre typhoïde vienne à se développer intercurremment en pleine évolution de la grippe, comme si celle-ci lui avait en quelque sorte préparé et ouvert les voies à titre de prédisposition, soit que, les deux maladies ayant été contractées en même temps, la période d'incubation de la fièvre typhoïde étant beaucoup plus longue généralement que celle de la grippe, la première de ces affections n'accuse sa présence que lorsque l'autre a déjà parcouru une partie de son cycle ».

Durant cette même année 1881, MM. les professeurs Potain et Hardy observent et publient plusieurs cas de grippe avec fièvre typhoïde intercurrente.

En 1884, le Dr Millée, dans sa thèse *Etude sur la fièvre typhoïde à début grippal*, essaie, le premier, de déterminer les caractères diagnostiques de cette double infection.

Le Dr Leclercq, en 1885, écrit sa thèse inaugurale sur les *Mala-dies aiguës précédant ou accompagnant le début de la fièvre typhoïde*, et fait rentrer la grippe dans le groupe des affections qu'il étudie.

En 1890, dans son article « la grippe, ses formes cliniques et ses rapports avec d'autres maladies » de la *Revue générale de Clinique et de Thérapeutique*, M. le professeur Huchard fait mention de la forme mixte qui nous occupe : « On peut voir évoluer, chez le même individu, et en même temps la grippe et la fièvre typhoïde. Dans ce cas, cette dernière maladie en est souvent aggravée et les accidents adynamiques sont prédominants ».

Nous relevons, dans le numéro du 20 juin de la *Gazette heb-domadaire de Médecine et de Chirurgie*, 1891, une observation de Chantemesse où il met en valeur la dualité des infections et la marche atypique imprimée à la fièvre typhoïde.

Enfin, en 1895, dans les *Archives médicales de Toulouse*, le Dr Saint-Ange publie un certain nombre d'observations person-nelles de grippe et fièvre typhoïde. Il signale, en outre, le rôle qu'il faut attribuer aux associations microbiennes dans ces formes de maladies complexes, donnant le nom d'infection typho-grip-pale à la double infection causée par la grippe et la fièvre typhoïde.

Tel est l'aperçu historiqu du problème clinique que nous étu-dions. N'ayant trouvé nulle part d'aperçu général de la question, il nous a semblé utile de faire cet historique aussi détaillé que possible.

De cette simple énumération de faits, nous pouvons déjà tirer une remarque intéressante : l'observation clinique n'ayant mis entre les mains des auteurs qu'un nombre de documents insuffi-sant pour donner une description scientifique et durable, les traités de pathologie restent muets ou à peu près sur la forme compli-quée de la fièvre typhoïde dont nous nous occupons. Bon nombre

de cliniciens, au contraire, ont observé ce fait et publié d'intéres-
santes remarques sur ces cas d'infection mixte.

Nous n'avons pas davantage l'intention de faire, dans ce travail,
autre chose que tirer de l'étude des faits que nous avons pu
réunir un certain nombre de déductions utiles au diagnostic du
clinicien.

CHAPITRE PREMIER

Fièvre typhoïde. — Symptomatologie et Marche. Séro-diagnostic.

———

Les travaux de l'école française du début de ce siècle ont constitué l'entité morbide de la fièvre typhoïde, confondue autrefois avec de nombreuses autres affections ou étudiée sous les noms divers de fièvre maligne, putride, etc.

La fièvre typhoïde débute très souvent d'une façon insidieuse, rarement d'une façon brusque et par des symptômes bien tranchés. On comprend que, dans ces conditions, les phénomènes prodromiques soient difficiles à différencier nettement des symptômes du début. A cette période, la fièvre typhoïde se caractérise par des troubles variés qui portent sur l'innervation, la circulation, les organes digestifs, les organes respiratoires, le tégument externe et enfin les urines et la sueur.

Dès la période des prodromes, dont la durée peut atteindre une quinzaine de jours et dans quelques cas rares, davantage, apparaissent les troubles de l'innervation. C'est de la céphalalgie accompagnée de dépression des forces, de vertige, de lenteur des fonctions psychiques. Le malade souffre de l'insomnie ou son sommeil est troublé par des cauchemars. Il éprouve des bourdonnements d'oreilles, parfois de la surdité ; de la photophobie. un délire plus ou moins violent, réduit en général à quelques rêvasseries ou à quelques paroles incohérentes proférées pendant la nuit, tous ces phénomènes cessant, en général au réveil.

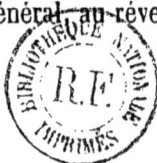

2

Il s'y joint souvent des étourdissements, des vertiges, surtout lorsque le malade se met sur son séant. Tous ces symptômes existent exagérés à la période de début : le faciès et l'aspect du malade sont alors frappants.Généralement, le malade au lit garde le décubitus dorsal par affaissement ; il est immobile, il ne remue pas dans le lit, paraissant éviter les mouvements à cause de sa raideur.

Le visage est un peu pâle, les yeux brillants et injectés, les pupilles sont dilatées, les narines sont sèches, quelquefois pulvérulentes. La bouche est entr'ouverte, car le malade respire par la bouche, aussi les lèvres et les gencives, asséchées, se recouvrent de fuliginosités.

La face est inerte, la physionomie a perdu son expression, le malade reste indifférent à ce qui se passe autour de lui. Il est généralement sérieux et grave. C'est enfin l'état de stupeur qui a valu son nom à la fièvre typhoïde.

En même temps, il peut exister quelques troubles de la contractilité musculaire, tels que des soubresauts des tendons.

Que la fièvre soit ou non précédée de frissons, la courbe thermique s'élève progressivement par une série d'oscillations régulières que l'on ne retrouve dans aucune autre pyrexie. L'apparition du maximum thermique, fixée par Wunderlich, du sixième au septième jour, est placée par M. le professeur Jaccoud vers le cinquième, parfois le quatrième jour, cette apparition pouvant d'ailleurs, par exception, se faire le matin.

Avec cette fièvre qui atteint 40° et plus pendant le premier septenaire, coïncident des modifications notables du pouls.

Le pouls est souple, résistant, assez souvent dicrote. Une trop grande fréquence à cette période est d'un mauvais pronostic aussi bien qu'une trop grande faiblesse.

Roger et le professeur Hardy insistent sur la disparité qui existe entre le pouls et la température au cours de la dothiénentérie ; cette particularité ne se rencontre ni dans les autres pyrexies, ni dans un état typhoïde secondaire ; en effet, ces affections entraînent presque toujours une exagération de fréquence du pouls coïncidant avec l'élévation de la température.

L'appareil digestif est atteint, lui aussi : la langue est, au début tremblotante, encore humide, modérément couverte ; à une époque plus avancée, l'enduit siège au centre, il est épais, plus ou moins sec, d'où l'aspect rôti, corné, de la langue ; elle est rouge, parfois brunâtre, encore un peu humide sur les bords et à la pointe. Il existe une rougeur diffuse du pharynx et de l'isthme du gosier.

L'inappétence est à peu près absolue, une soif vive se joint, le plus souvent, à cette anorexie. Les vomissements sont rares et généralement sans importance.

Le ventre est le siège d'un certain degré de tympanisme , quelquefois d'une douleur spontanée assez considérable. La fosse iliaque droite est douloureuse à la pression ; l'on perçoit assez souvent du gargouillement dans la région cæcale. La diarrhée est rarement abondante à cette époque ; le malade rend ordinairement trois à cinq selles fétides et de couleur jaune d'ocre. La rate est notablement tuméfiée dès le troisième ou le quatrième jour.

La muqueuse nasale est sèche, et l'on voit même, dès les premiers jours, des épistaxis plus ou moins abondantes. La toux est rare, l'expectoration le plus souvent nulle. On entend des sibilants en avant et en arrière, parfois des râles sous-crépitants à prédominance vers les bases et qui doivent faire tenir en garde contre les hypostases.

Le tégument externe est congestionné, la face rouge ; on trouve assez souvent le phénomène de la raie méningitique.

La quantité des urines est généralement diminuée. Elles sont foncées, rougeâtres, troubles, souvent sédimenteuses et contiendraient toujours, d'après M. Albert Robin, une certaine quantité d'albumine. Il y a diminution de la quantité normale d'urée.

On observe souvent une exagération de la sécrétion sudorale.

Tels sont les phénomènes symptomatiques que l'on observe le plus souvent dans une forme d'intensité moyenne de la dothiénentérie, à la première période ou période d'invasion.

Passons maintenant rapidement en revue les symptômes principaux dans l'évolution ultérieure de la maladie.

La période d'état ou période des oscillations stationnaires débute habituellement au septième jour par l'apparition, sur le ventre, d'une éruption de taches rosées lenticulaires.

Les symptômes nerveux s'aggravent : surdité, subdélire, état stupide et faciès typhoïde du malade, battements des ailes du nez, quelquefois même carphologie, remplacent les bourdonnements d'oreilles, l'insomnie et la lassitude des premiers jours. Seule, la céphalalgie s'amende ou disparaît.

Les troubles de l'appareil digestif existent au maximum : la langue est rôtie, les dents fuligineuses, la gorge tapissée de mucosités. La diarrhée est fétide et ocreuse. Le gargouillement, le météorisme et surtout la douleur à la pression dans la région cæcale ainsi qu'au creux épigastrique sont parfois intenses.

Les troubles de l'appareil respiratoire, du moins dans les formes simples de la dothiénentérie, n'acquièrent pas une grande importance. Parfois cependant, la congestion broncho-pulmonaire détermine une dyspnée assez vive et peut devenir l'origine d'accidents redoutables.

Les urines deviennent de plus en plus pauvres en urée, à mesure que s'accuse davantage l'état typhoïde.

Pendant cette période la température du soir atteint ou dépasse 40°, la température du matin ne subit en général qu'une faible rémission : plus la rémission matinale est faible, plus le pronostic est grave.

Du quinzième au vingt-cinquième jour de la maladie, se produit la défervescence. La température descend en lysis, avec des oscillations plus ou moins étendues. Le sommeil reparaît ; la langue redevient humide. Souvent une crise urinaire et sudorale se produit. La convalescence est longue ; elle doit être surveillée avec le plus grand soin.

Lorsque l'intensité même des phénomènes morbides ou quand l'une des nombreuses complications qui peuvent se présenter dans la dothiénentérie, ont amené la mort du malade, l'autopsie révèle des lésions constantes et caractéristiques, c'est l'altération des plaques de Peyer et des follicules de l'intestin grêle, le gonflement des ganglions mésentériques, l'hypertrophie et le ramollissement de la rate. L'on constate enfin, par l'examen bactériologique, la présence des bacilles dans ces organes. L'examen nécroscopique est donc intéressant en ce qu'il vient confirmer un diagnostic douteux pendant la vie du malade.

Mais il est d'un intérêt beaucoup plus considérable, en clinique, de pouvoir diagnostiquer sur le vivant la présence d'un bacille dans l'organisme et affirmer ainsi la nature exacte de la maladie.

Dans la dothiénentérie deux moyens ont été successivement trouvés et employés. Le premier, la ponction de la rate et la recherche du bacille d'Eberth dans le sang ainsi extrait, bien que d'un grand intérêt diagnostic, est délaissé pour le second, beaucoup plus à la portée des praticiens. Ce second procédé, ou sérodiagnostic de Widal, a pris une telle importance aujourd'hui dans l'étude clinique de la fièvre typhoïde, son emploi est tellement important dans le diagnostic des formes anormales, atypiques de la dothiénentérie, que nous croyons nécessaire d'en donner ici une analyse rapide.

Nous résumons la communication de M. Widal à la Société médicale des Hôpitaux de Paris, dans laquelle il expose son procédé et propose le nom de séro-diagnostic.

Le séro-diagnostic permet de faire le diagnostic de la fièvre typhoïde en cherchant simplement comment le sérum d'un malade agit sur une culture en bouillon de bacille d'Eberth.

Il suffit d'avoir à sa disposition des cultures pures en bouillon de bacille d'Eberth, que l'on peut conserver pendant des semaines, un microscope avec objectif à immersion et quelques gouttes, à la rigueur une seule, du sang d'un malade.

On peut procéder de la façon suivante : on puise aseptiquement dans la veine du pli du coude une petite quantité de sang avec une seringue stérilisable. On décante le sérum et on en ajoute quelques gouttes à un tube de bouillon dans la proportion de une partie de sérum pour dix ou quinze parties de bouillon. On porte à l'étuve à 37°. Au bout de vingt-quatre heures, le bouillon n'est que légèrement troublé, quelques flocons se sont précipités au fond et une poussière blanchâtre plus ou moins épaisse est en suspension dans toute la hauteur du tube. Le précipité est d'autant plus apparent que la culture vieillit, d'autant plus abondant que la maladie est plus ancienne et la forme plus grave. Il est constitué par une très fine poussière, dont chaque grain n'est qu'une agglomération de microbes.

Une goutte déposée au bout de vingt-quatre heures sur une lamelle et simplement renversée sur une lame offre un aspect caractéristique.

Les bacilles, au lieu de s'agiter en tous les points de la préparation, animés en tous sens des mouvements les plus variés, sont groupés, agglutinés les uns aux autres, en amas, formant des îlots séparés par de larges espaces vides où l'on trouve quelques éléments mobiles et isolés.

Plus simplement, il suffit de piquer avec la pointe d'une lancette la pulpe d'un doigt que l'on a préalablement lavé antiseptiquement, puis desséché. Soit avec une pipette, soit dans une petite éprouvette, l'on recueille 1 à 2 centim. cubes de sang et l'on attend la séparation du sérum et du caillot qui, en général, commence à se produire au bout de quelques minutes. Si à dix gouttes d'une culture en bouillon de bacille d'Eberth on ajoute une goutte du sérum ainsi obtenu, on peut presque immédiatement, si le sérum provient d'un typhique, constater, sous le microscope, les agglomérats microbiens caractéristiques. Les amas doivent être si nombreux

qu'ils placardent pour ainsi dire le champ du microscope : les éléments qui composent certains de ces amas doivent être assez
confluents pour être incomptables ; il doivent être surtout déformés,
agglutinés en une masse où, au centre, ils ne soient plus isolables
pour l'œil.

Nous verrons de quelle utilité nous sera ce moyen pour le diagnostic de l'infection éberthienne dans les cas d'infection mixte.

CHAPITRE II

Symptomatologie et marche de la grippe.

La grippe est une maladie essentiellement épidémique: elle est contagieuse et infectieuse. Elle intéresse surtout l'appareil respiratoire, mais elle offre en outre une foule de localisations et de symptômes dont les caractères et l'intensité sont variables.

Le début est quelquefois très brusque, mais habituellement la grippe s'annonce comme un rhume vulgaire où l'asthénie nerveuse serait très prononcée. L'économie entière est envahie comme dans les grandes pyrexies; la dépression nerveuse est immédiatement considérable. On observe de l'affaiblissement musculaire et une grande lassitude ; la céphalalgie est intense, réveillée par la toux. Le catarrhe est généralisé : les catarrhes nasal, pharyngè, existent presque toujours dès les premiers jours. Le catarrhe oculaire amène du larmoiement et quelquefois une douleur rétroculaire à la pression. Enfin l'on observe quelquefois la propagation de l'inflammation à l'oreille par la trompe d'Eustache, d'où otite moyenne.

Il se produit assez souvent aussi, au début de la grippe, des hémorrhagies : épistaxis ou hémoptysies.

Le faciès du malade est grippé, et en dehors même des formes graves à prédominance nerveuse, il peut y avoir du vertige, des soubresauts des tendons, du tremblement dans les masses musculaires.

La raucité de la voix et des quintes de toux fort douloureuses accompagnent les catarrhes pharyngé et bronchique. L'expectoration, d'abord aérée, devient plus épaisse ; les râles sibilants et ronflants remplissent la poitrine. La dyspnée peut être assez accentuée.

Durant toute la maladie, les douleurs musculaires du cou, du rachis, des côtes, des lombes, ainsi que les douleurs périarticulaires, persistent souvent avec intensité.

Du côté de l'appareil digestif, on peut observer des vomissements ou des nausées. Il y a en général de la constipation. Le ventre est quelquefois douloureux mais sans qu'il y ait prédominance de la douleur en un point. La langue est blanche, saburrale, présentant un aspect particulier auquel M. le professeur Faisans a donné le nom de « langue porcelainée ». La rate est hypertrophiée. L'anorexie est très prononcée.

La température est souvent inconstante et irrégulière ; la fièvre, généralement vive le soir, tombe le matin. La courbe thermique est à son maximum dès les premiers jours, les rémissions sont très accusées, les oscillations très amples.

Les urines sont rouges, chargées d'urates, peu abondantes. Au bout de huit à dix jours, après une courte réascension thermique, les symptômes s'amendent et des phénomènes critiques apparaissent, précédant la convalescence, souvent assez longue, lorsque la dépression nerveuse a été intense.

Telle est la description symptomatique d'une grippe de moyenne intensité sans prédominance de tel ou tel symptôme comme il arrive si fréquemment lors des grandes épidémies.

Malgré les nombreuses recherches faites à ce sujet, nous ne trouvons pas, dans l'examen bactériologique, le précieux auxiliaire que nous trouvons dans le sérodiagnostic pour la fièvre typhoïde, dans l'examen des crachats, chez les tuberculeux et les pneumoniques.

La grippe est infectieuse, avons-nous dit, mais l'agent de cette infection n'est pas encore déterminé et surtout isolé d'une façon suffisante.

Pour les uns comme Netter, les microbes que l'on trouve dans la grippe, ne sont que des microbes qui existent normalement dans la bouche ayant puisé dans des conditions climatériques spéciales leur activité pathogène.

Pour Chantemesse, la présence du streptocoque et du pneumocoque dans la grippe est ordinairement due à une affection secondaire.

Pour Bouchard, le pneumocoque, le staphylocoque et le streptocoque, que l'on peut trouver ne sont que des microbes familiers, inoffensifs d'ordinaire, dont la grippe augmente la virulence ou favorise l'invasion en débilitant l'organisme.

Babès décrit deux espèces de bactéries, qu'il désigne sous le nom de bactérie N° 1 et N° 2.

Les autres retrouvent tous le streptocoque, le pneumocoque, le staphylocoque qu'ils attribuent le plus souvent à des infections secondaires. — Teissier, Gabriel Roux, Cittion, ont trouvé dans les urines de grippés au moment de la défervescence, et quand la rate revient à son volume normal, un diplobacille encapsulé. Ce microbe est pathogène pour le lapin, et reproduit chez lui des accidents qu'on peut rapprocher de ceux de la grippe infectieuse. Cet élément, constaté dans les urines, n'a jamais été retrouvé dans le sang, qui n'a toujours montré qu'un streptocoque, peut-être dû à des transformations spéciales du diplobacille.

Enfin, Pfeiffer a découvert dans les crachats de grippés un bacille spécial. Ce bacille n'existe que dans les crachats, et encore disparaît-il lorsque ceux-ci ne sont plus purulents. On peut le trouver également dans le sang.

Le microbe se présente sous la forme d'un très petit bacille immobile, souvent disposé en chaînettes. Il ne prend pas le Gram, mais se colore avec le Ziehl beaucoup mieux aux extrémités qu'au centre. Il a un faux aspect de diplocoque, ne se cultive que dans le sérum hémoglobinisé ; il n'y sont est mobile. L'inoculation donne des résultats négatifs sur les animaux, sauf cependant sur le singe, chez lequel elle détermine une élévation passagère de température.

En résumé, les découvertes bactériologiques actuelles sur la grippe ne nous donnent que de vagues indications diagnostiques.

CHAPITRE III

Grippe et fièvre typhoïde concomitante; Diagnostic différentiel.

Si nous comparons maintenant le tableau symptomatique de la grippe et celui de la fièvre typhoïde, il nous semble y trouver des différences nettement tranchées, permettant de diagnostiquer non seulement l'une de ces affections de l'autre, mais encore l'une et l'autre au cas où elles se trouveraient réunies sur le même individu. Il n'en est malheureusement pas toujours ainsi.

Nous n'avons pas à nous occuper du premier cas dans lequel l'ensemble des symptômes, leur gravité et surtout la marche de la température ainsi que le séro-diagnostic, permettent au clinicien exercé de distinguer l'une et l'autre. Mais nous avons à déterminer l'existence et à indiquer autant que possible l'aspect revêtu par l'infection typho-grippale, à en préciser le diagnostic.

Au cours d'une épidémie de grippe, un malade se présente au médecin avec un malaise vague, de l'abattement, de la rachialgie, des douleurs vagues dans les membres, de la céphalalgie, un peu de fièvre. On considère le malade comme atteint par l'épidémie, puis au bout de quatre ou cinq jours de cet état d'affaissement mal caractérisé, la fièvre augmente, la stupeur s'accroît ; la diarrhée apparaît. Le diagnostic de fièvre typhoïde tend à se substituer à celui de grippe, une éruption de taches rosées lenticulaires sur l'abdomen quelques jours plus tard léve tous les doutes. La Fiévre typhoïde évolue normalement par la suite.

Ailleurs, un malade se présentera avec des signes permettant d'affirmer la grippe: fatigue sans stupeur, céphalalgie, douleurs périarticulaires, anorexie, fièvre à marche irrégulière plus ou moins forte. On institue un traitement approprié, antipyrine, vomitif ou purgatif, mais sans pouvoir amener de modification sensible dans l'état du malade.

Cependant la fièvre s'élève un peu, surtout le soir ; elle reste quelquefois presque nulle le matin ; l'état d'abattement des premiers jours ne s'améliore pas, souvent il augmente. Le malade tousse de temps à autre et se plaint de douleurs intercostales : Il semble que l'attention doive se porter sur la poitrine. Il n'y a toujours pas de diarrhée, pas de douleur abdominale. La rate semble cependant légèrement hypertrophiée.

Malgré l'apparition de quelques taches rosées le plus souvent douteuses sur l'abdomen ou le thorax, vers le huitième jour le diagnostic reste en suspens. La maladie se prolonge, continuant à revêtir la même allure insidieuse.

Vers le douzième jour apparaissent enfin quelques symptômes nerveux ne présentant pas d'ailleurs une intensité considérable : il y a de la stupeur, un délire peu accentué revenant surtout la nuit.

Les selles sont diarrhéiques, plus fréquentes ; la langue se sèche, le ventre se météorise. Il y a du gargouillement dans la fosse iliaque droite, de la douleur à la pression dans la région cæcale. La température s'élève, les rémissions matinales sont faibles. La céphalalgie a disparu, mais la prostration est considérable.

Le diagnostic de dothiénentérie s'impose. Il semble même, étant donné le peu d'intensité des symptômes, que l'on ait affaire à une forme peu grave de la fièvre typhoïde. Cependant l'étude attentive du malade est moins rassurante : il maigrit beaucoup, le pouls suit les ascensions thermiques : il est petit et surtout fréquent, présentant de temps à autre une intermittence.

A ce moment, le malade accuse une légère oppression. Subitement vers le vingtième jour, apparaît de l'arythmie cardiaque ; les battements sont faibles. Les extrémités se refroidissent, les traits s'altèrent rapidement. Le malade tombe dans le collapsus et succombe sans que rien, semble-t-il, ait pu faire prévoir une issue funeste.

D'autres fois, vers le quinzième jour, on est surpris de voir augmenter très rapidement le nombre des mouvements respiratoires. A la simple oppression succède une dyspnée assez vive. La toux, rare dans les premiers jours, devient fréquente, sèche, fatigante pour le malade. L'expectoration est insignifiante. Les signes de bronchite envahissent toute la poitrine, mélangés vers les bases de râles sous-crépitants. La stupeur est considérable, le malade conserve le décubitus dorsal : il y a de l'insomnie, souvent des sueurs abondantes.

Peu à peu la respiration devient irrégulière, la dyspnée augmente. En même temps le pouls devient petit et très fréquent. Les phénomènes asphyxiques vont en augmentant et le malade succombe vers le vingtième jour.

La guérison peut se produire, et le malade entre alors du vingt-cinquième au trentième jour en convalescence. Mais on est alors frappé de la longueur nécessaire au rétablissement des forces : pendant des semaines et des mois persiste un état de faiblesse, d'impuissance générale, d'atonie intellectuelle et physique.

Pouvons-nous maintenant, ces faits une fois exposés porter un diagnostic sérieux et définitif? Les états que nous venons de décrire appartiennent-ils au cadre nosologique de la grippe ou à celui de la fièvre typhoïde? Avons-nous affaire à l'une des formes de l'une ou l'autre de ces affections ou devons-nous admettre une forme spéciale ne rentrant dans aucun des cadres simples habituellement décrits? Telles sont les questions qui se posent à nous si nous voulons procéder à une classification rationnelle.

Faisons repasser devant nous les symptômes que nous avons

décrits dans les deux premiers chapitres et voyons si nous avons affaire à la forme simple de la dothiénentérie ou à la forme simple de la grippe.

Au début, l'existence d'une épidémie de grippe ou la présence dans l'entourage d'une personne ayant ou ayant eu la grippe, que nous savons contagieuse, nous fera penser à cette maladie. Déjà prévenus en faveur de la grippe, nous trouvons un tableau symptomatique qui nous poussera à opter pour cette affection.

Le malade se sent déjà mal à son aise depuis une huitaine de jours le plus souvent : il se sent fatigué, et malgré les efforts de volonté qu'il peut faire, il est bientôt contraint à se reposer. Ce malaise vague, l'abattement, la rachialgie, ces douleurs dans les membres : début de grippe probablement. La céphalalgie frontale existe, il est vrai, dans la dothiénentérie aussi accentuée, mais la dépression des forces que nous observons si grande en même temps est plutôt le fait de la grippe. La fièvre est peu élevée, la température le matin est presque normale, la langue est chargée, humide. En même temps nous observons du catarrhe bronchique, de la toux ; la déglutition est gênée et vient encore s'ajouter à l'anorexie déjà très grande. L'asthénie nerveuse est grande, mais nous n'avons pas de délire.

Dans une dothiénentérie au début, la prostration serait beaucoup plus intense, la courbature moins accentuée. Nous verrions de l'hébétude, de la stupeur, des cauchemars, du délire, des bourdonnements d'oreilles, des vertiges dans la station assise. Ici nous ne voyons rien de cela ou du moins ces phénomènes sont-ils peu accentués.

Dans la fièvre typhoïde, la langue serait plus sèche, la paroi abdominale tendue. Nous aurions de la diarrhée, peut-être déjà de la douleur dans la fosse iliaque droite ; des épistaxis se seraient produites, assez répétées et assez abondantes pour attirer franchement l'attention. Le faciès et l'habitus du malade couché sur le dos dans son lit seraient frappants. La température enfin aurait une marche progressivement ascendante, à rémissions matinales peu accusées et ne correspondant en rien à la courbe irrégulière que nous observons.

Tout concourt à nous faire porter le diagnostic de grippe. Voyons si dans l'évolution ultérieure les phénomènes observés correspondent à ceux que nous avons indiqués comme étant ceux d'une grippe évoluant normalement.

Dans une grippe normale, vers le cinquième jour, nous avons ordinairement un abattement considérable, des douleurs dans les membres, enfin une exagération des phénomènes nerveux du début. Le faciès du malade est grippé, la voix est rauque, la toux devient fréquente, pénible, les râles sibilants et ronflants remplissent la poitrine : il y a de la dyspnée. La céphalalgie persiste.

La langue reste blanche, le ventre n'est pas douloureux ; la constipation est persistante. La rate est un peu hypertrophiée. La température continue sa marche irrégulière et inconstante, les urines restent claires. Au bout d'une douzaine de jours le malade entre en convalescence.

Or, vers le septième ou huitième jour, nous voyons ici apparaître quelques taches rosées lenticulaires sur l'abdomen, L'état général se modifie : la stupeur, la prostration apparaissent. Il y a un peu de délire. La diarrhée survient, augmentant de plus en plus de fréquence, la langue se sèche, et nous observons tous les autres symptômes généraux et locaux habituels à la dothiénentérie.

Cette évolution n'est donc pas celle de la forme normale de la grippe. Répond-elle davantage à celle d'une dothiénentérie normale et sans complications ?

Nous avons vu que le début n'était pas celui de la dothiénentérie ; la marche ultérieure ne répondra pas davantage à la description que nous avons donnée de cette affection.

Sans doute, l'atteinte portée à l'appareil digestif sera manifeste : le gargouillement dans la fosse iliaque droite, la douleur à la pression dans cette même région, le météorisme abdominal, sont eux aussi habituels dans la fièvre typhoïde. L'hypertrophie de la rate aussi prononcée est encore un symptôme des plus constants dans cet état morbide. Il y a certainement atteinte portée à l'organisme de notre malade par la présence du bacille d'Eberth. Le séro-diagnostic viendra fort probablement confirmer cette opinion, sinon à la première tentative, du moins après quelques essais pratiqués à quelques jours d'intervalle.

Mais l'allure traînante et insidieuse, la marche de la température surtout, les oscillations irrégulières de la fièvre, sont essentiellement anormales. La fréquence exagérée du pouls, le manque de disparité entre la marche du pouls et de la température, l'apparition tardive enfin d'accidents graves cardiaques ou pulmonaires, l'issue souvent funeste alors que rien dans les symptômes de début ne pouvait le faire prévoir, la convalescence en tout cas longue et empreinte d'un caractère adynamique profond, tout cela n'appartient pas à une forme normale de la dothiénentérie,

Voyons maintenant si nous trouverons parmi les formes anormales de la fièvre typhoïde ou parmi celles de la grippe un cadre approprié à l'ensemble symptomatique que nous cherchons à classer.

Les accidents que nous avons décrits sont trop graves pour que nous songions un seul instant à une forme abortive ou même ambulatoire de la fièvre typhoïde. Les formes dites: adynamique ou ataxique de la maladie se caractérisent par un caractère beaucoup plus tranché et grave dès le début des symptômes adynamiques ou ataxiques.

En cherchant parmi les complications, nous ne voyons guère que la forme thoracique de la dothiénentérie qui puisse, par l'intensité des phénomènes broncho-pulmonaires, approcher au plus près et faire hésiter un instant. Mais la courbe thermique y suit une marche plus régulière, les symptômes de la fièvre typhoïde sont nets au début de l'affection.

Dans les formes thoracique, nerveuse, abdominale de la grippe, nous ne trouvons toujours rien qui puisse faire supposer que nous ayons eu devant les yeux telles formes de la grippe.

Mais n'avons-nous pas affaire à une grippe à forme typhoïde ? Le diagnostic ici est des plus délicats et nous allons donner le plus rapidement possible les caractères de la grippe à forme typhoïde, empruntant notre description au travail de M. le professeur Lemoine publié dans la *Semaine médicale* du 12 octobre 1892.

« La grippe à forme typhoïde est assez rare et ne s'observe guère que dans des cas isolés, surtout au début des grandes épidémies. Son début est brusque, presque sans prodromes et se fait par de petits frissons répétés, du malaise, de l'abattement, de la céphalalgie et des douleurs musculaires occupant les membres et la région lombaire. Ces symptômes apparaissent simultanément et la maladie terrasse rapidement l'individu, qui est de suite contraint de s'aliter. Des épistaxis, des vertiges, des vomissements peuvent les suivre ; la constipation est la règle et la langue se revêt d'un enduit blanchâtre comme pseudo-membraneux.

» En trois ou quatre jours l'état s'aggrave, les malades ont de l'insomnie, du délire, de la surdité et prennent l'aspect typhique ; parfois survient, même comme dans la forme ataxo-adynamique, un demi coma avec hallucinations, carphologie et soubresauts des tendons. Nous avons vu cette période d'excitation nerveuse durer ainsi un septenaire, et c'est pendant son développement que se montrent les accidents abdominaux. La constipation du début peut persister, mais elle est souvent remplacée dès le second ou le troisième jour par de la diarrhée. Les selles sont alors nombreuses, à peine colorées et peu fétides. Le ventre est souvent ballonné et douloureux à la pression ; les muscles des parois abdominales sont sensibles et la peau est hyperesthésiée. D'ordinaire, il y a du gargouillement ; mais de même que la douleur on peut le rencontrer dans toute l'étendue de l'abdomen. Les taches rosées ne sont pas rares. La rate est généralement hypertrophiée et douloureuse, le foie peut être passagèrement congestionné; les urines sont presque toujours albumineuses.

» Tous ces symptômes persistent pendant la période d'état, qui a une durée de quatre à huit jours. On peut observer en outre, dans la plupart des cas, de l'angine, de la laryngite et de la bronchite ; celle-ci s'accompagne souvent d'un signe stéthoscopique important : l'obscurité respiratoire qui peut persister longtemps après la fin de la maladie.

» La grippe à forme typhoïde ne présente pas de courbe thermique spéciale : c'est celle des autres formes de la grippe.

Par cela même cette courbe constitue un des meilleurs éléments de diagnostic d'avec la dothiénenterie. « Le caractère le plus essentiel du tracé de la grippe, dit Teissier, c'est la production d'une rechute fébrile qui se manifeste dans un laps de temps plus ou moins éloigné de la défervescence thermique.

»Il ajoute qu'on peut signaler comme caractère secondaire une encoche souvent profonde, en forme de V, se produisant pendant l'acmé fébrile.

»La convalescence de la maladie est toujours traînante et la lassitude et les malaises généraux persistent pendant longtemps. L'asthénie post-grippale qui a été signalée dans toutes les épidémies et dans toutes les formes de grippe est particulièrement marquée dans celle-ci, sans doute à cause du caractère très infectieux de cette variété grippale.»

On voit combien cette description si complète est peu différente de celle que nous avons esquissée au début de ce chapitre de ce que nous appellerons tout à l'heure l'infection typho-grippale.

La période de début est la même ; des deux côtés nous avons des symptômes de grippe revêtant une allure typhoïde. La période d'état seule nous permettra de distinguer les deux entités morbides avec le seul secours de l'examen clinique. La gravité des deux affections étant la même, à une période ultime, n'ajouterait rien d'utile au diagnostic ; la période de convalescence revêt des deux côtés ce caractère traînant, cette persistance des malaises généraux et de l'asthénie que nous avons signalée. Cherchons donc à établir le diagnostic à la période d'état.

A cette période, dans l'affection qui nous occupe, les caractères de dothiénentérie sont bien marqués et nous allons avoir en définitive à différencier la grippe à forme typhoïde d'une dothiénentérie vraie quoique anormale à la période d'état.

L'apparition des taches rosées lenticulaires est à la fin de la première semaine, un bon argument pour repousser la grippe ; des taches rosées, nous l'avons dit, ont été signalées dans la grippe à forme typhoïde, mais elles sont rarement bien nettes, peu généralisées : c'est en tout cas un phénomène d'exception.

Les symptômes gastriques observés de part et d'autre sont peu différents, mais dans la grippe, la langue n'est jamais fendillée, sèche, rôtie, noirâtre. Elle reste toujours humide, et l'enduit saburral dont elle est recouverte, offre un aspect membraniforme qui la distinguera nettement de la « langue de perroquet » des typhiques.

Adynamie, stupeur et autres symptômes nerveux sont plutôt marqués dans la grippe typhoïde. Dans cette affection, les signes abdominaux sont généralisés et l'on n'observe jamais de douleur bien nette à la pression dans la fosse iliaque droite ; la diarrhée lorsqu'elle existe est moins abondante et moins fétide. L'engorgement de la rate est moins considérable ; le pouls est rarement dicrote. Enfin nous ne retrouvons pas dans la courbe, irrégulière au début puis essentiellement variable par la suite, de la température dans la dothiénentérie à début grippal, la courbe à maximum précoce, à oscillations médianes amples et peu régulières, à rémissions matinales encore très accusées, et révélant l'existence de l'encoche médiane caractéristique, de la grippe typhoïde.

Enfin la réascension thermique de la période finale de la grippe sera un caractère distinctif des plus importants qu'on ne pourra pas confondre avec une rechute de fièvre typhoïde, qui est toujours de plus longue durée et s'accompagne de phénomènes locaux et généraux, pareils à ceux que l'on observe dans le cours de la maladie.

Enfin, il est un moyen de diagnostic des plus importants dont nous avons déjà assez longuement parlé : le séro-diagnostic de la dothiénentérie de Widal.

Ainsi nous arrivons à la fin de notre travail de diagnostic, ayant éliminé successivement par exclusion tous les cadres dans lesquels on pouvait chercher à faire entrer l'état que nous avions décrit.

Nous sommes ainsi naturellement amenés à admettre la coexistence de deux états morbides différents sur le même individu, déterminant ainsi par une évolution commune, cette forme morbide spéciale: « la grippe et la fièvre typhoïde réunies pour former l'infection typho-grippale ».

Nous allons essayer maintenant d'en déterminer les caractères.

CHAPITRE IV

De l'infection typho-grippale : ses caractères

Nous n'avons pas l'intention de donner ici une description détaillée de l'infection typho-grippale. Nous avons vu en faisant l'historique de la question combien les documents sont peu nombreux et combien vagues surtout les renseignements que l'on en peut tirer. Nous voulons seulement exposer les caractères qui nous ont, dans les quelques observations que nous avons pu réunir et dans celle inédite que nous donnons en détail, semblé se rencontrer généralement propres à distinguer notre double infection des infections simplement grippales ou dothiénentériques.

L'action sur l'organisme de la grippe et de la fièvre typhoïde concomitantes, l'infection typho-grippale, comme l'appelle M. le docteur Saint Auge, existe réellement : nous croyons nous être appuyé sur un assez grand nombre d'auteurs autorisés pour le pouvoir affirmer. A l'antagonisme des maladies que l'on professait autrefois, nous opposons aujourd'hui la connaissance des associations microbiennes variées découvertes chaque jour. Souvent dans ses cliniques M. le professeur Carrieu a attiré notre attention sur ce sujet, nous signalant l'association du pneumocoque, du streptocoque et du staphylocoque avec le bacille d'Eberth.

Malheureusement, la bactériologie ne nous fournit pas un moyen sûr de reconnaître la présence de la grippe. Nous avons vu que, malgré les recherches de Babès, Pfeiffer, Teissier, Roux, Pittion, Chantemesse, ce desideratum n'a pu être complètement réalisé.

En effet, la spécificité du diplo-bacille de Teissier, Roux et Pittion ou du bacille de Pfeiffer fût-elle démontrée, il resterait a mettre en évidence ce micro-organisme sur le vivant ; comme il ne paraît pas se trouver habituellement dans le sang, la chose ne va pas sans quelques difficultés, surtout lorsque l'on n'a pas affaire aux cas de localisation nette sur les voies respiratoires.

Seul, le séro-diagnostic nous reste pour pouvoir affirmer nettement le caractère dothiénentérique de l'infection d'une façon certaine et scientifique.

Ainsi donc les connaissances actuelles de la science ne nous permettent pas d'étendre nos recherches de ce côté, d'autant que ce serait sortir du cadre de notre sujet. Nous avons tenu néanmoins à appeler l'attention sur cette question des associations microbiennes essentiellement à l'ordre du jour et dont la connaissance serait si utile à l'étude des formes morbides complexes comme celle que nous étudions.

L'infection typho-grippale semble être assez rare, ne s'observant que d'une façon isolée. On la rencontre de préférence pendant les épidémies ou du moins chez des individus s'étant trouvés en rapport avec des grippés. Le début est traînant, insidieux, présentant le plus souvent des symptômes de grippe assez nets, mais caractérisé surtout par une asthénie nerveuse considérable analogue à celle du début de la grippe à forme typhoïde. Ces phénomènes grippaux, courbature, lassitude, céphalalgie etc, sont prédominants pendant les cinq ou six premiers jours où l'affection est bien caractérisée. Les frissons sont assez fréquents au début, les épistaxis ne sont pas rares, les sueurs sont abondantes souvent, et le malade s'amaigrit assez rapidement.

Les troubles respiratoires sont généralement développés. Il faut signaler particulièrement l'obscurité respiratoire des sommets, qui a pu, dans certains cas, faire craindre une tuberculose comme le signale M. Potain dans l'observation II et comme nous l'avons observé nous-même pour la malade dont nous publions l'observation à la fin de ce travail. Le diagnostic peut être alors, dans l'évolution ultérieure de la maladie, des plus embarrassants, étant donné que la tuberculose pulmonaire et la fièvre typhoïde ne sont nullement antagonistes et peuvent fort bien coexister sur le même individu au même titre que la grippe et la dothiénentérie.

Les phénomènes abdominaux occupent peu de place dans le tableau symptomatique. La langue est blanche, très chargée, encore humide. Il y a de l'anorexie, de la constipation, mais rien n'attire l'attention du côté du ventre.

En résumé, signes de grippe plus ou moins bien caractérisés pendant la période de début, généralement longue et traînante. Au bout de quelques jours, le malade, que l'on considère comme étant atteint simplement de grippe, présente plus ou moins subitement une élévation de température inattendue. Le pouls augmente de fréquence, puis apparaissent les uns après les autres les signes de dothiénentérie : taches rosées, ballonnement du ventre, diarrhée, douleur abdominale dans la fosse iliaque droite. Mais c'est une fièvre typhoïde bâtarde, mal caractérisée ; la température présente des oscillations inaccoutumées dans cette maladie, les rémissions matinales sont tantôt fortes, tantôt peu accentuées. Le pouls est petit, il est très fréquent, phénomène anormal dans l'évolution de l'affection dothiénentérique qui n'entraîne en général que peu de modifications dans la fréquence des pulsations radiales. Cette augmentation de fréquence présage en général une complication, une marche anormale de la maladie. Un ou plusieurs essais de séro-diagnostic ont été caractéristiques.

Dans un certain nombre de cas, la dyspnée augmente, le pouls devient petit et incomptable, le faciès du malade se grippe, des accidents nerveux, du délire, apparaissent ; le malade succombe soit à la violence des accidents respiratoires par asphyxie, soit par altération grave du cœur, soit enfin à la gravité même de l'état infectieux.

A l'autopsie on trouve de la congestion généralisée : Congestion des poumons, des méninges, du foie ; état infectieux des reins et de la rate, qui est hypertrophiée et à l'état de bouillie splénique. Le cœur est pâle, flasque, ramolli. Les ganglions mésentériques sont volumineux, et l'on trouve dans l'intestin grêle des lésions des plaques de Peyer plus ou moins avancées. En somme, lésions anatomo-pathologiques de la dothiénentérie et d'un état infectieux grave.

Les cultures faites avec la pulpe splénique et les ganglions mésentériques donnent le bacille d'Eberth. On trouve des pneumocoques, quelquefois des streptocoques ou des staphylocoques dans les poumons.

Lorsque l'issue fatale est conjurée, la convalescence est très longue.

En résumé, début insidieux, signes de grippe évidents suivis de symptômes manifestes de dothiénentérie, marche anormale du pouls et de la température, prédominance des accidents pulmonaires et déchéance cardiaque, issue souvent funeste alors que le début ne le pouvait faire prévoir, convalescence en tout cas fort longue, tels sont les caractères que nous pouvons, avec le petit nombre de cas que nous avons pu étudier, rapporter à l'infection typho-grippale.

CHAPITRE V.

Pronostic: traitement de l'infection typho-grippale par les bains froids

---

L'apparition de symptômes de dothiénentérie chez un individu déjà en puissance de grippe, l'infection typho-grippale nous semble être une affection grave, à pronostic sévère.

« La maladie première n'est pas une cause d'aggravation de l'affection intercurrente », dit M. le professeur Potain dans l'ob. II. » Pas toujours peut-être, mais il nous est difficile de ne pas croire que l'atteinte, portée à l'organisme par la grippe, ne favorise la pullulation du bacille typhique. M. le Dr Saint-Ange ne partage du reste pas cette opinion : il s'exprime ainsi : « Nous laisserions-nous abuser par de simples apparences en affirmant que la grippe exerce sur la fièvre typhoïde une influence aggravante ? Nous ne le pensons pas. Nous croyons qu'il y a autre chose qu'une simple coïncidence, qu'il existe entre la grippe et la fièvre typhoïde une véritable affinité et que, pour le plus grand désavantage des malades, l'association des microbes peut se réaliser. Assurément le microbe de la grippe ne favorise pas le développement du bacille d'Eberth comme il le fait pour le streptocoque ou le pneumocoque, car, nous l'avons déjà dit, on observe rarement la fièvre typhoïde dans le cours des épidémies de grippe, mais une fois l'association réalisée par le hasard, il modifie son évolution dans un sens défavorable à l'organisme.

Dire simplement qu'il exalte sa virulence ne serait pas absolument conforme à la réalité ; en effet, la fièvre typhoïde qui évolue sur un terrain qu'elle partage avec la grippe est, le plus souvent, semble-t-il, atténuée et comme effacée au point de vue symptomatique. L'atteinte portée au cœur par cette hybridation est dangereuse ».

Le cœur est particulièrement sensible à l'égard des toxines de la grippe qui, dans certaines formes, déterminent des troubles cardiaques : angine de poitrine, tachycardie, etc. L'association des deux maladies exerce une action au plus haut point dangereuse sur le cœur.

Faure-Miller, dans sa thèse, s'exprime d'une façon analogue : « Dans la recherche de la malignité d'une affection il faut donner une large place aux infections secondaires ou surajoutées et aux associations microbiennes.

« Ces infections, en effet, se favorisent généralement, ajoutent leurs actions nuisibles les unes aux autres et sont ainsi capables d'influencer le type clinique. Qui ne connaît les associations relativement fréquentes du pneumocoque et du bacille d'Eberth, de ce même pneumocoque et du bacille de Koch ? Lorsqu'au bacille de Lœffler vient se surajouter le streptocoque, l'infection prend une allure de gravité spéciale. Ce streptocoque s'associe fréquemment à d'autres microbes et aggrave toujours la situation.

» L'action de ces agents pathogènes sur les cellules de l'organisme n'est plus à démontrer ; on les retrouve soit isolément, soit en colonies dans les viscères, le foie, les reins, les végétations de l'endocarde.

» Mais, c'est surtout par leurs toxines qu'ils agissent ; l'infection devient alors une véritable intoxication. Vaso-constrictives ou vaso-dilatatrices, hypothermisantes ou hyperthermisantes, elles peuvent manifestement être les facteurs de l'élévation thermique et la cause des états graves ».

Ainsi tant à cause de l'atteinte portée à certains systèmes en particulier que par celle portée par toute association microbienne à l'organisme entier, le pronostic de l'infection typho-grippale est des plus graves. Sur les neuf cas rapportés à la fin de ce travail, six ont eu une terminaison fatale, soit une mortalité des deux tiers.

L'infection typho-grippale est-elle justiciable d'un traitement particulier? Nous n'avons pas l'intention d'en déterminer ici les indications thérapeutiques, plus que les moyens d'y satisfaire; mais nous voulons examiner l'opportunité de la méthode des bains froids ou progressivement refroidis dans le traitement de cette affection.

Le rôle thérapeutique de la balnéothérapie est, telle qu'on l'admet aujourd'hui, de :

1° Abaisser la température fébrile ;

2° Régulariser et tonifier le cœur et le pouls ;

3° Calmer et tonifier le système nerveux ;

4° Activer le rôle du rein et favoriser la dépuration urinaire. Or, nous retrouvons à l'état formel toutes ces indications dans l'infection typho-grippale.

Nous trouvons, en effet, une température atteignant et dépassant souvent 40° ; nous avons vu combien le cœur était menacé et atteint, combien le pouls subissait de modifications sous l'influence de l'infection ; nous aurons donc dans la balnéation un précieux moyen de rendre au cœur son énergie et par là même de ramener le pouls à un état de fréquence, d'ampleur et de force plus proches de l'état normal. Le délire, l'asthénie nerveuse que nous avons signalés, trouveront, là encore, un excellent palliatif. Les bains enfin, favorisant la dépuration urinaire, auront le rôle le plus utile en contribuant à l'élimination des toxines dont nous avons indiqué le rôle nocif sur l'organisme.

Les contre-indications sont extrêmement rares. Il est trois sortes de maladies dont on a particulièrement peur lorsqu'il s'agit de baigner un malade : les affections du rein, celles du poumon et celles du cœur.

Tous les auteurs qui ont employé la méthode réfrigérante s'accordent à dire que la néphrite n'est pas une contre-indication des bains, au contraire.

Il est, d'autre part, un préjugé profondément enraciné, c'est que l'eau froide amène des complications du côté des poumons. Or, les statistiques de Brand, Tripier et Bouveret, Juhel Renoy, Dieulafoy, montrent que ces complications sont moins fréquentes lorsque les malades sont traités par l'hydrothérapie que lorsqu'ils sont soumis aux anciennes médications. Bien plus, lorsqu'elles existent, elles sont rapidement améliorées par la réfrigération.

Pour ce qui est des affections du cœur, il faudra s'abstenir de baigner les malades qui en sont porteurs, s'ils sont en instance d'asystolie, s'il y a de l'œdème, des palpitations dans la crainte de la syncope ou de la mort subite. Lorsque les lésions sont bien compensées, le bain doit être néanmoins donné avec prudence.

Le traitement par les bains froids est donc, sous les réserves que nous venons de faire, absolument indiqué dans les cas d'infection typho-grippale, cette méthode ne pouvant avoir que d'heureux effets sur l'évolution de la maladie.

OBSERVATIONS

Première Observation.

Fièvre typhoïde à marche insidieuse. — Phénomènes thoraciques très
accusés. — Mort par asphyxie progressive (résumée).

(A. Sevestre. *Bulletin de la Société anatomique de Paris*, 1873).

Un homme de 26 ans, valet de chambre, entre le 30 janvier 1873
à l'Hôtel-Dieu, dans le service de M. le Dr Fauvel, salle Saint-
Julien, n° 5 : il se plaint de mal de gorge et d'une toux assez
violente. Depuis une quinzaine de jours, le malade souffre d'un mal
de tête qui a graduellement augmenté. Depuis quatre ou cinq
jours, il s'était mis à tousser et avait en même temps ressenti
dans la gorge d'abord une simple gêne, puis une douleur véritable. A cette époque il est obligé de se mettre au lit : il cesse de
manger.

Interrogé à son entrée à l'hôpital, le malade dit s'être toujours
bien porté : il présente en effet tous les attributs d'une vigoureuse
constitution. Originaire de Suisse, à Paris depuis sept ans, il n'a
eu que deux indispositions passagères.

30 janvier. Signes de bronchite intense (sonorité normale des
deux côtés de la poitrine, râles sibilants très nombreux dans toute
l'étendue du thorax ; crachats muqueux très abondants). Douleur
spontanée dans la gorge, douleur très vive par la pression sur les
deux régions sous-maxillaires. Rougeur intense du voile du palais

et de la paroi postérieure du pharynx ; gonflement assez notable des deux amygdales.

Phénomènes généraux graves peu en rapport avec l'état des poumons et du pharynx : Abattement, céphalalgie intense ; lèvres sèches, langue chargée, couverte d'un épais enduit blanchâtre. Pas de diarrhée, pas de ballonnement du ventre, pas de douleurs abdominales.

Temp. ax., 40°,8; pouls, 104, fort ; resp., 40.

31. *Matin*. — La situation reste la même : la dyspnée domine la scène ; un peu d'albumine dans l'urine. Depuis longtemps le malade était gêné pour respirer, surtout en montant les escaliers.

Temp. ax. 40°,2; pouls 104; resp. 40.

Le diagnostic est formulé : Grippe très intense chez un homme déjà emphysémateux, ou peut-être fièvre typhoïde à début insidieux.

(Tartre stibié, 0,05. — Sulfate de soude, 30 gram). 8 ventouses scarifiées.

Soir. — Le malade se trouve mieux. — Selles et vomissements abondants. Respiration plus libre. — Temp. 39°,5; pouls 104; resp. 40.

1er février. Gêne respiratoire accentuée. Râles abondants. Bruits du cœur normaux.

Temp. 37°,6; pouls 110 ; resp. 44. — Le soir, temp. 40°,1.

(Infusion d'ipéca, 5 gram. — 20 ventouses sèches).

2. Augmentation progressive de la dyspnée. Aux râles sibilants se sont ajoutés des râles muqueux et sous-crépitants fins dans toute l'étendue des poumons ; les muscles respiratoires cervicaux et abdominaux se contractent avec énergie ; malgré cela, l'hématose ne se fait que d'une façon incomplète ; la face est un peu violacée. Augmentation de la quantité d'albumine dans l'urine (20 ventouses sèches). Le malade a, dans la journée, trois selles liquides jaunâtres. Le ventre est un peu ballonné ; il y a de la douleur assez légère dans la fosse iliaque droite.

Matin : Temp. 39°,8 ; pouls 104 ; resp. 40. — *Soir* : Temp. 39°,6 ; pouls 108 ; resp. 32.

3. La dyspnée est de plus en plus intense. Dépression sus-sternale à chaque inspiration. L'état du pharynx est sensiblement le même : les amygdales sont cependant moins volumineuses.

L'apparition de deux taches rosées sur le haut de la poitrine, la persistance de l'état général avec le délire de la nuit précédente, font porter le diagnostic de fièvre typhoïde à forme thoracique.

Urines très albumineuses.

(Julep avec tanin, 1 gram. — Teinture de musc, 4 gram.).

Matin : Temp. 39°,8 ; pouls 112 ; resp. 44. — *Soir* : Temp. 39°,7 ; pouls 116 ; resp. 44.

4. Dyspnée intense, faciès asphyxique, délire dans la nuit, diarrhée, ballonnement du ventre ; pas de douleur abdominale. Sueurs froides.

Matin : Temp. 39°,4 ; pouls 102 ; resp. 40. — *Soir* : Temp. 40°,1 ; pouls 140 ; resp. 56.

Le malade meurt dans la nuit.

A l'autopsie, l'examen de l'intestin grêle révèle le gonflement et l'ulcération commençante des plaques de Peyer, mais dans une étendue de 50 centim. seulement, à partir de la valvule iléo-cæcale. Congestion énorme des deux poumons ; congestion du foie et surtout des reins. La rate, volumineuse, présente deux infarctus l'un jaunâtre, l'autre jaune-rougeâtre. Le cœur est normal ».

On fit donc chez cet homme d'abord le diagnostic de grippe, en se demandant pourtant s'il ne s'agissait pas d'une fièvre typhoïde et dans les derniers jours on agita encore, à cause des phéno-mènes respiratoires, la question de tuberculose miliaire. Il faut remarquer le désaccord complet du pouls avec la température.

Observation II.

Grippe, fièvre typhoïde intercurrente.

(Clinique de M. le professeur Potain, publiée par la *Gazette des Hôpitaux*, avril 1881).

Jeune fille de 16 ans, blanchisseuse, salle Sainte-Adélaïde, n° 14. Malade depuis trois semaines, elle a été prise brusquement à cette époque de douleurs lombaires, de toux, de céphalalgie, de malaise général sans fièvre notable, de telle sorte qu'elle n'a pas été obligée de s'aliter. Elle a pu continuer ses occupations journalières, tout en se soignant tant bien que mal. Il y a quatre jours, elle s'est sentie tout à coup beaucoup plus mal, et, sans frisson préalable, elle a été prise d'une fièvre très vive qui l'a forcée à se mettre au lit. Deux jours plus tard, on nous l'amenait à l'hôpital.

Actuellement, elle a une fièvre ardente, une température de 40°, la peau brûlante, le pouls dicrote ; le ventre est un peu ballonné, douloureux du côté gauche, et l'on sent un peu de gargouillement dans la fosse iliaque droite, gargouillement sans diarrhée. La langue est blanche, un peu rouge à la pointe ; la rate n'est pas sensiblement tuméfiée ; il existe très peu d'accablement, et l'intestin n'est pas endolori du côté droit ; enfin la poitrine est à peu près en bon état, l'on n'entend que quelques râles sibilants assez rares.

Cette jeune fille est malade depuis trois semaines, mais l'affection, pour nous, ne saurait remonter à cette époque : il ne s'agit certainement pas ici d'une fièvre typhoïde datant de trois semaines. Quelque chose d'autre l'a précédée, et cette maladie a dû survenir intercurremment ou consécutivement à une autre affection. La fièvre typhoïde date seulement de quatre jours, et toute maladie qui, au quatrième jour, présente une température aussi élevée, sans une localisation particulière des phénomènes que nous avons indiqués, ne peut être qu'une fièvre typhoïde.

Toutefois, les taches rosées lenticulaires doivent venir confirmer notre diagnostic, car il est une affection qui peut parfois simuler une fièvre typhoïde dans les premiers jours : je veux parler de la tuberculose aiguë.

Mais chez cette jeune fille, nous ne pensons pas que cette maladie, qui a débuté il y a trois semaines, alors qu'elle était en pleine santé, qui ne l'a point amaigrie, qui ne détermina point d'élévation de la température notable, fût une granulie ; mais nous pensons, ainsi que nous en avons eu maints exemples dans le service cette année, que c'est une fièvre typhoïde au quatrième jour, survenue pendant le cours d'une autre affection, grippe ou bronchite légère.

On voit qu'en conséquence nous devons être extrêmement réservés dans notre pronostic à cause des accidents qui peuvent survenir.

Toutefois, la maladie première n'est pas une cause d'aggravation de l'affection intercurrente : quelquefois même, le contraire se produit.

L'évolution ultérieure justifia le diagnostic : la maladie fut bénigne.»

Nous avons ici un exemple de forme légère de l'infection typhogrippale où la dothiénentérie est visiblement consécutive à une manifestation grippale, mais où l'atteinte portée à l'organisme a été suffisamment peu intense pour que la maladie évolue vers la guérison.

Observation III.

Fièvre typhoïde survenue pendant le cours d'une grippe.

(Clinique de la Charité, faite par M. le professeur Hardy, publiée par *le praticien*, 1881).

D..., Esther, âgée de 21 ans, giletière, entre salle Sainte Anne n° 18, le 22 décembre 1880 avec des phénomènes de grippe ou catarrhe bronchique aigu, caractérisé par des râles sibilants, une fièvre intense, de la toux, etc... Ces phénomènes s'accompagnaient d'un état général assez sérieux qui avait laissé pendant quelque temps le diagnostic fort hésitant entre une grippe et une fièvre typhoïde. Cette dernière supposition avait même été à peu près complètement écartée et la malade était traitée comme seulement atteinte de grippe, lorsque, depuis trois jours, c'est-à-dire trois semaines après le début de la maladie et dix-neuf jours après son entrée à l'hôpital, les faits sont entièrement modifiés.

Le 10 janvier, le pouls s'est élevé à 100 et quelques pulsations, la température a monté à 40°, la langue est devenue sèche. En même temps, cette jeune fille éprouvait des bourdonnements d'oreilles, un commencement de surdité ; elle a eu dans cette même journée des épistaxis. Du côté du ventre, on a constaté du ballonnement ; la malade avait de la diarrhée.

Depuis lors, c'est-à-dire hier et avant-hier, ces différents symptômes se sont accentués, tandis que les phénomènes de la poitrine diminuaient d'une façon notable, et aujourd'hui l'état de la malade ne laisse plus aucun doute sur la nature de l'affection dont elle est atteinte.

La fièvre a augmenté hier soir ; la température s'est élevée à 42° ; on sent du gargouillement dans la fosse iliaque droite ; la surdité, les bourdonnements d'oreilles, sont nettement prononcés, les épistaxis ont continué. La figure de la malade, fort intelligente à

l'ordinaire, affecte un air hébété, bien qu'empreinte d'une certaine agitation. Enfin, signe caractéristique, l'on a constaté bien
manifestement l'apparition de taches rosées lenticulaires à la surface de la peau. Mais la percussion de la région splénique n'indique
aucune augmentation de volume de la rate. Traitement : eau
vineuse ; lavements froids, potion de Todd, 5 gram. d'extrait de
quinquina.

C'est donc une fièvre typhoïde survenue pendant le cours d'une
fièvre catarrhale bronchique et dont les symptômes ne se sont
révélés bien nettement qu'au vingt-unième jour, alors que la
malade était considérée comme parvenue à la période terminale
d'une grippe dont les accidents n'avaient jamais revêtu un caractère
bien franchement accusé.

La fièvre typhoïde s'est d'ailleurs heureusement terminée. » Bien
que la dothiénentérie consécutive à la grippe n'ait pas revêtu ici
le caractère si souvent redoutable propre à l'infection typho-grippale, nous voyons cependant l'atteinte assez forte portée à l'organisme et à l'appareil cardio-vasculaire, dont la fréquence du pouls,
suivant la marche ascensionnelle de la température, est l'expression manifeste.

Observation IV.

Fièvre typhoïde à début grippal.

(Observation n° 6 de la thèse de Millée. Paris 1884).

La nommée D..., Marie, 16 ans, blanchisseuse, entre le 6
juillet 1884, salle Cruveilhier n° 5, dans le service de M. Audhoui,
remplacé par M. Roques, à la Pitié.

Elle a été prise, le 1er juillet, de violents maux de tête avec
nausées. En même temps ont apparu des éternuements, du coryza
et du larmoiement. Bouche pâteuse, amère, pas de diarrhée, pas
de douleurs abdominales, pas d'épistaxis. Courbature généralisée.

Son médecin lui ordonne un purgatif, et elle entre à l'hôpital le 6. On constate un état typhique léger, peu d'abattement, le coryza et le larmoiement ont disparu. La céphalalgie et la courbature persistent, la peau est sèche et brûlante, la langue est épaisse et étalée, recouverte d'un enduit blanchâtre sur toute sa surface, elle est humide et collante au doigt. Il n'existe pas de taches rosées, pas de douleur dans la fosse iliaque droite, ni de diarrhée. Il y a un peu de toux. Pas d'albumine dans les urines.

La température marque 40° le soir. En présence de cet état grippal, on donne à la malade un éméto-cathartique.

Le 9, apparition de taches rosées très nettes sur l'abdomen. Il est survenu un peu de diarrhée et la pression détermine de la douleur au niveau de la fosse iliaque droite. Le faciès typhique s'est accentué davantage. Malgré la persistance d'une langue épaisse, complètement recouverte par un enduit blanchâtre, le diagnostic de fièvre typhoïde s'impose.

Observation V.

Fiévre typhoïde à début grippal.

(Observation n° 1 de la thèse de Millée. Paris 1884).

Le nommé Pichard, Alexandre, 24 ans, maçon, entre à l'hôpital Lariboisière, le 1er août 1883, salle Saint Jérôme, n° 30, service de M. le professeur Jaccoud.

Malade depuis huit jours, cet individu, à Paris depuis huit mois, traînait déjà depuis une douzaine de jours avant de s'aliter. L'appétit était moins bon et il se sentait moins fort. Huit jours avant l'entrée, frissons après avoir fini sa journée. Le soir même, céphalalgie frontale violente, peau chaude et malaise considérable. Un vomissement. Le lendemain, courbature générale, toux légère et rhume de cerveau. Les jours suivants, voyant qu'il n'allait pas mieux, le malade se rend à la consultation.

1er Août. Actuellement, faciès typhique. Le malade n'a pas saigné du nez. Vertiges et bourdonnements d'oreilles. Le malade ne dort pas depuis qu'il est alité. Rhume de cerveau encore assez intense. Toux. La langue est blanchâtre et étalée ; pas d'envies de vomir ; pas de diarrhée.

Ventre modérément ballonné, pas de taches rosées lenticulaires, ni de douleur à la pression ; nombreux râles dans toute l'étendue de la poitrine avec prédominance aux bases. Temp. soir, 39°,4.

2. Temp. matin, 38°,6 ; soir, 39°. Toux intense ; un peu de dyspnée ; râles humides dans toute l'étendue de la poitrine.

3. Même état; expectoration muqueuse, mousseuse, très abondante. Temp. matin, 40°. En raison de la température élevée et malgré les symptômes de grippe, on diagnostique une fièvre typhoïde; 1 gram. 50 acide salicylique. Temp. soir, 38°,8.

4. Temp. matin, 39°,6. Il existe deux taches rosées lenticulaires non douteuses sur l'abdomen. On continue l'usage de l'acide salicylique à 1 gram. Temp. soir, 38°,6.

5. Acide salicylique, 1 gram. Temp. matin, 39°,2 ; soir, 37°,4. Suppression du médicament.

6. La température remonte, le matin à 39°, le soir. 38°,6.

7. Temp. matin, 39°,8.

Les jours suivants, la courbe thermique se maintient sous l'influence de la médication salicylée entre les chiffres de 37°,6 le soir et 40° le matin. L'état général est assez satisfaisant, mais il existe aux deux bases du souffle, plus marqué à gauche. Le malade n'a plus de rhume de cerveau, mais tousse toujours beaucoup. Expectoration muco-purulente.

16. La température est le matin à 37°,8, Cependant le malade est très abattu ; le soir, 39°,6. A partir de ce moment, l'adynamie fait du progrès. Malgré des applications journalières d'un grand nombre de ventouses sèches, la congestion pulmonaire est toujours la même.

27. Respiration plus accélérée et bruyante. Sueurs. Langue

sèche et brunâtre, dents fuligineuses, diarrhée pour la première
fois.

28. Le malade est couvert de sueurs, les membres sont froids.
Temp. matin, 37° ; le soir, mort avec une température de 38°,5.

Observation VI.

Grippe légère, fièvre typhoïde grave, mort au dixième jour.

(CHANTEMESSE, les formes de la fièvre typhoïde, in *Gaz. hebdomadaire* d[e]
Médecine et de Chirurgie, 20 juin 1891).

Un jeune soldat est d'abord atteint d'une grippe très légère ;
cinq jours après la guérison, il est pris d'accidents graves tels que :
céphalée intense, douleurs lombaires très vives, excitation céré-
brale et fièvre élevée (40°). Ces symptômes, auxquels s'ajoute une
épistaxis très abondante, persistent les jours suivants sans modification. Puis surviennent le coma vigil avec insensibilité complète,
la contracture de la nuque et des muscles du pharynx. La constipation est absolue. Après une courte amélioration, les accidents
cérébraux reprennent leur première intensité, et le malade meurt
dix jours après le début des accidents.

L'autopsie révèle une vive injection des méninges cérébrales et
spinales qui, en quelques points, paraissent modérément infiltrées
de sérosité. Les poumons sont congestionnés. La rate est très
tuméfiée et mollasse (480 gram.). L'intestin ne présente aucune
altération. Les cultures faites avec la pulpe splénique, le sang du
poumon, des parcelles de la moelle, du bulbe et de la protubé-
rance, donnèrent toutes le bacille d'Eberth.

Dans la rate et l'exsudat méningé, il a été trouvé en outre un
streptocoque. Comme on le voit, il s'agit d'une infection mixte ;
mais l'hypertrophie de la rate, qui n'existe pas à ce point dans l'infection streptococcique, la présence du bacille spécifique dans le

!issu nerveux, le poumon, etc., et l'évolution clinique ne permettent pas de douter qu'il n'y ait eu une vraie fièvre typhoïde de
forme atypique.

Observation VII.

Infection typho-grippale.

(L: Saint-Ange, in *Archives médicales de Toulouse*, 1er août 1895).

Un homme de 50 ans, robuste et vigoureux, tombe malade au
mois de janvier 1893 ; la grippe avait à cette époque fait sa réap-
parition. Le malade parut atteint par l'épidémie ; abattement,
céphalalgie, fièvre modérée, langue sale, anorexie. Pendant cinq à
six jours, l'état ne subit pas de modification notable ; la fièvre
atteignait régulièrement, tous les soirs 39°, 39°,5 , elle était nulle
le matin. Le malade n'éprouvait pas d'amélioration ; il était très
agité et se croyait sérieusement atteint ; en proie à des préoccupa-
tions d'affaires fort graves, il répétait qu'il sentait ses forces s'affai-
blir et qu'il ne se remettrait pas. En vain cherchait-on à remonter
et à calmer cette surexcitation qui rendait tout sommeil impossible.
L'irrégularité et la non-continuité de la fièvre, l'absence de troubles abdominaux nettement accusés, diarrhée, météorisme, taches
rosées, me faisaient cependant hésiter à admettre le diagnostic de
fièvre typhoïde. Vers le douzième ou le treizième jour, il fallut
cependant reconnaître que la grippe n'était pas en cause ; l'état
typhique s'affirmait lentement et la fièvre devenait plus continue.
Le malade se plaignait de temps en temps, surtout le soir, d'éprou-
ver une légère oppression : trois ou quatre fois, des menaces de
syncope se produisirent : il devenait subitement pâle, les extrémités se refroidissaient, le pouls s'accélérait et perdait de sa force,
puis, au bout de 15 à 20 minutes, tout rentrait dans l'ordre.
L'examen du cœur ne révélait cependant rien d'anormal, à peine
un léger affaiblissement des bruits : les poumons ne présentaient
qu'une congestion modérée. Tout à coup, au bout de dix-huit

jours, la situation, déjà fort sérieuse, se révéla menaçante : pouls extrêmement fréquent, faible, irrégulier, cyanose de la face, refroidissement des extrémités, altération profonde des traits, obnubilation de l'intelligence jusque-là restée intacte. Le malade entrait dans le collapsus et, malgré l'emploi répété de tous les stimulants cardiaques, injections d'éther, de caféine, d'ergotine, applications froides sur la région précordiale, etc., il succombait dans la journée.

Ici nous trouvons au plus haut point les altérations cardiaques infectieuses que nous avons signalées. Elles ont déterminé chez cet individu le collapsus, puis la mort alors que le début de l'affection ne pouvait faire porter un pronostic aussi grave.

Observation VIII.

Infection typho-grippale (résumée).

(L. Saint-Ange, in *Archives médicales de Toulouse*, 1er août 1895).

Un jeune garçon de 15 ans tombe malade à la fin de janvier. Une épidémie de grippe existait en ville à ce moment. Un médecin appelé au début fait le diagnostic de grippe. Deux ou trois jours après le début de l'affection se montrent de l'agitation nocturne et du subdélirium ; on constate de la congestion pulmonaire d'abord au poumon droit, puis au poumon gauche. La fièvre est assez modérée.

Au sixième jour, on reconnaît que le poumon gauche est atteint de congestion dans les deux tiers inférieurs ; le faciès est vultueux, comme égaré ; langue sèche et déjà un peu fuligineuse ; pouls accéléré ; température oscillante : 39°. Pas de diarrhée, ventre légèrement ballonné : on croit constater l'existence de quelques taches rosées très discrètes.

Le lendemain, le diagnostic n'était plus douteux, la maladie ayant du reste complètement changé d'allures. Température à 40°, agitation excessive, fuliginosités sur la langue et les lèvres. Ventre peu météorisé, pas de diarrhée. L'état des poumons reste prédominant.

Bain froid de 15 minutes à 20° toutes les trois heures.

Après le bain, la température remonte rapidement à 40° ou 40°,5, en même temps que reparaît l'agitation : gestes incohérents, chants, cris violents. Une raideur tétaniforme, des soubresauts des tendons, du nystagmus, accentuaient encore la gravité de l'atteinte portée au système nerveux. Le pouls se maintient à 120 et même davantage. Au bout de huit jours, pendant lesquels étaient apparues quelques rémissions, la température baisse un peu, mais le pouls atteignit 140, 160. Les battements du cœur s'affaiblirent, la prostration augmenta, le malade perdit peu à peu connaissance, et enfin il succomba le quinzième jour de la maladie.

Observation IX.

Infection typho-grippale.

(Inédite, due à l'obligeance de M. Magnol, chef de Clinique).

P... Marie, 22 ans, femme de chambre, entre le 1er juin 1897, dans le service de M. le professeur Carrieu. La malade est couchée salle Bichat, n° 8.

Elle a encore sa mère ; son père est mort d'accident. Elle a un frère qui se porte bien. Elle est mariée ; son mari aurait été souffrant de la grippe dans le courant du mois de mai. Elle a eu un enfant il y a deux ans ; elle ne l'a pas nourri.

Elle dit avoir toussé assez fréquemment autrefois, mais n'avoir jamais craché le sang. Elle ajoute avoir beaucoup maigri depuis quelque temps.

Il y a 15 jours, la malade s'est sentie fatiguée. En même temps, apparaissaient de la céphalalgie et des douleurs lombaires. Elle a eu de la diarrhée et des vomissements, mais n'a eu ni frissons, ni poussées de chaleur ; l'appétit a disparu. Il n'y a pas eu d'épistaxis ; les règles ont été normales et opportunes.

1er juin. Actuellement, la malade a des sueurs abondantes surtout la nuit ; elle dort cependant assez bien. La langue est sale ; il n'y a pas de diarrhée, pas de douleurs dans les fosses iliaques. Il y a de l'anorexie. La toux, assez fréquente, provoque de la douleur. Temp. 38°,7.

2. L'examen thoracique de la malade révèle :

A la base droite en arrière, submatité et obscurité respiratoire avec quelques frottements. Les vibrations thoraciques sont diminuées.

La base droite est un peu douloureuse à la percussion.

Au sommet droit en arrière, un peu de submatité. Inspiration rude, expiration prolongée avec quelques râles. Les vibrations thoraciques sont exagérées.

Matin, temp. 38° ; Pouls 88. Soir, temp. 38°,1.

Prescriptions : Vin de quinquina, sirop de Tolu 30 gram. avec XL gouttes de teinture de sauge, 1 gram. d'antipyrine et 0,60 de sulfate de quinine en quatre cachets.

3. La malade expectore quelques crachats muqueux, jaunes verdâtres, peu aérés, gluants. La langue reste sale. Malgré l'antipyrine, la malade a sué beaucoup moins. Continuer la teinture de sauge.

Matin, temp. 37°,5, pouls 88 ; soir, temp. 38°.

Examen des crachats : L'examen bactériologique reste négatif sur la recherche du bacille de Koch. On trouve quelques pneumocoques.

4. Les sueurs continuent à être moins abondantes. La malade ne se plaint plus de douleur au côté. Mêmes symptômes à l'appareil respiratoire : on entend en arrière et à droite des râles sibilants disséminés. Continuer la teinture de sauge.

Matin, temp. 37°,4, pouls 88 ; soir, temp 37°,9.

5. Matin, temp. 37°,6, pouls 96 ; soir, temp. 57°7.

6. Etat stationnaire ; temp. 37°5 le matin , 57°,7 le soir.

7. La malade a de la diarrhée et présente des signes d'embarras gastrique.

Elle boit le lait avec répugnance et en rend même une partie. La langue est sale.

Matin, temp. 38°,2 ; soir, temp. 38°,4.

8. La suspension des médicaments ordonnée le matin amène le soir une élévation de température. Il y a un peu de photophobie.

Matin, temp. 37°,4 ; soir, temp. 39°,5. Prendre des cachets : quinine et antipyrine.

9. Du côté droit en arrière, la respiration est un peu soufflante. On perçoit des râles sous-crépitants et des craquements. A gauche, la respiration est rude.

Matin, temp. 37°,6 ; soir, temp. 38°,6.

10. La diarrhée continue. Donner 3 gram. de dermatol.

Matin, temp. 57°,1 ; soir, temp. 38°,8.

11. Matin, temp. 38° ; soir, 39°. La malade continue à prendre : dermatol et sulfate de quinine.

12. La malade souffre encore de coliques. Elle a le matin des vomissements porracés ; la langue est sale, rouge à la pointe et sur les bords.

On suspend les autres médications et l'on donne un verre d'eau de Sedlitz.

Matin, temp. 38°,5 ; soir, temp. 39°,9.

13. La malade a encore eu quelques vomissements. La température étant remontée, l'on prescrit 1 gram. sulfate de quinine.

Matin, temp. 39°,5 ; soir, temp. 59°,8.

14. La langue est sèche et rouge ; la malade continue à vomir. Elle a dormi.

On observe de la douleur dans la fosse iliaque droite et du gargouillement.

Quelques taches rosées douteuses.

Lavement avec : chlorhydrate de quinine 1 gram. et X gouttes de laudanum, eau 120.

Matin. temp 39°,4, pouls 112 ; soir, temp. 39°,8.

15. Les vomissements ayant augmenté, on avait donné une potion de Dehaen.

La malade la supporte mal. Insomnie et un peu d'excitation la nuit dernière.

Les taches rosées sont plus visibles et plus nombreuses ; on en observe quelques-unes dans le dos.

Submatité au sommet droit en avant sous la clavicule, expiration prolongée, craquements.

En arrière, submatité dans presque toute la hauteur du côté droit. Il y a de la bronchite aux deux sommets, plus prononcée du côté droit où l'expiration est rude et prolongée. Il n'y a pas d'engouement aux bases.

Même lavement à garder ; glace ; eau de seltz.

Matin, temp. 38°,9, pouls 120 ; soir 39°.

16. La température est tombée. Cette nuit, la malade a déliré et s'est levée plusieurs fois. Sur les lèvres, on trouve quelques plaques ulcérées. La langue est rouge, sèche, brûlée. Quelques épistaxis peu abondantes ; l'amygdale de Luschka est rouge, saillante. Les taches rosées restent rares. Il y a de la douleur dans la fosse iliaque droite.

Le séro-diagnostic de Widal est positif.

Matin, temp. 37°,6, pouls 124 ; soir, temp. 40°,5.

17. Les phénomènes respiratoires, tout en conservant la même localisation, sont plus étendus et plus intenses ; les bruits anormaux, ronchus et râles, sont plus humides. La respiration est irrégulière, fréquente. Le pouls est petit.

Matin, temp. 40°,5 ; pouls 144 ; resp. 36 ; soir, temp. 40°,1.

18. La malade a déliré une partie de la journée d'hier et toute la nuit.

La gêne respiratoire est au maximum.

L'examen microscopique d'un crachat que l'on a pu recueillir ne révèle pas la présence du bacille de Koch.

Pas de céphalalgie. Elle a saigné un peu du nez hier.

Le sérodiagnostic de Widal, fait une seconde fois, est positif.

On donne 4 gram. de sulfate de quinine.

Matin, temp. 39°,4 ; pouls 140 ; resp. 46 ; soir, temp. 40°,2.

19. Le délire continue. Les lèvres sont fuligineuses ; le regard est terne ; il y a du soubresaut des tendons. Etat adynamique prononcé. La langue est néanmoins meilleure. Les taches rosées ont disparu : la douleur abdominale persiste, mais d'une façon très légère. La physionomie est tirée, le nez pincé.

La percussion du côté droit en arrière est douloureuse. Les râles inspiratoires se retrouvent dans tout le côté droit en avant et en arrière ; il s'y ajoute quelques sibilances.

Matin, temp. 39°,8 ; pouls 144 ; resp. 48 ; soir, temp. 39°,5.

20. La gêne respiratoire est considérable, le pouls, fréquent, est imperceptible.

Etat d'adynamie profonde.

Matin, temp. 39°,2 , soir, temp. 40.

La malade meurt dans la nuit.

Autopsie faite le 22 juin, par M. Bosc, professeur d'anatomie pathologique, qui a bien voulu nous en communiquer la relation.

L'examen du cadavre ne révèle rien de particulier.

A l'ouverture de l'abdomen, les anses intestinales sont fortement distendues par les gaz ; il n'y a pas de liquide dans la cavité péritonéale. La coloration générale de l'intestin est jaunâtre, mais on note une congestion vive, une coloration violacée au niveau du cæcum et de la première partie de l'intestin grêle. Le mésentère, surtout dans la région attenante aux parties congestionnées de l'intestin, est violacé ; les vaisseaux sont très fortement dilatés ; on y observe de nombreux ganglions de volume variable, certains atteignant le volume d'une très forte noisette ou même d'une petite noix dans la région supérieure de l'iléon.

Ces ganglions sont d'un rouge vineux, mollasses ; à la coupe, ils apparaissent violemment congestionnés, certains d'entre eux présentent même un pointillé hémorrhagique.

L'appendice est fortement congestionné, mais sa souplesse et son volume sont normaux.

L'estomac est distendu.

A l'ouverture du tube digestif, rien à noter au niveau de l'estomac en dehors d'une hyperémie diffuse ; du côté du tube diges· tif inférieur, matières liquides de couleur jaunâtre. Au niveau du cæcum et de l'iléon, on note une congestion intense qui donne un aspect violacé à la muqueuse. Après avoir bien lavé la surface intestinale, on voit que la valvule de Bauhin et les dix premiers centimètres de l'iléon forment un vaste placard épaissi, d'aspect tomenteux dû à de vastes plaques de Peyer à bords fortement surélevés en bourrelets irréguliers et à centre ulcéré à une profondeur variable. Au niveau de certaines plaques, la profondeur de l'ulcération est assez grande pour ne laisser qu'une faible épaisseur à la paroi de l'intestin. En dessous de cette région, formée de plaques de Peyer de tailles diverses accolées, on note, à des intervalles variables, des plaques de Peyer présentant des lésions à divers degrés, depuis la plaque ulcérée sur la plus grande partie de sa surface, jusqu'à celle simplement saillante mais non ulcérée. Dans l'intervalle, psorentérie.

Pas de lésions au niveau du gros intestin, rien dans la cavité appendiculaire en dehors d'une vive congestion.

Les reins sont volumineux, mollasses ; la capsule s'enlève facilement ; étoiles de Verheyen dilatées. A la coupe, région corticale décolorée, jaunâtre ; dilatation passive des capillaires. Le foie n'est pas augmenté de volume ; il est congestionné dans son ensemble et sa surface comme sa coupe sont parsemées de taches jaunâtres iniquant une dégénérescence granulo-graisseuse très marquée par foyers.

La rate est volumineuse : elle est plutôt un peu dure, rouge à la coupe et friable. La pulpe splénique présente une coloration rouge tirant un peu sur le noir.

L'ouverture de la cavité thoracique montre les organes à leur place normale. Cependant les bords du poumon avancent plus que dans la normale : ils présentent un emphysème très prononcé.

Quand on retire les poumons du thorax, on constate quelques adhérences lâches à la base et en avant du côté droit. Sortis de la cavité, ces deux poumons sont augmentés de volume, lourds, denses et présentent non seulement la congestion passive des deux bases, mais encore de larges foyers à bords festonnés de couleur violet noir, de teinte hémorrhagique.

Ces foyers, surtout marqués à droite, sont du volume de la main, mais allongés ; ils sont très denses, durs, friables. A la coupe, ils donnent la sensation du parenchyme pulmonaire hépatisé ; la couleur de la coupe est d'un violet noir intense, et le doigt entre facilement dans le tissu qu'il réduit en pulpe. En divers points de la base et de la partie moyenne, foyers d'hépatisation mal délimités de volumes divers, noyés dans le parenchyme pulmonaire fortement congestionné dans son ensemble. Des fragments pris au niveau de ces deux foyers vont au fond de l'eau.

Au niveau du sommet droit, au point où existait une légère adhérence pleurale, on constate une couleur blanchâtre de la surface pulmonaire et une sorte de cicatrice gaufrée ; une coupe en ce point amène sur une concrétion crétacée jaunâtre, enkystée, sans trace d'inflammation périphérique et qui est certainement de date ancienne. Aucune lésion de tuberculose macroscopiquement appréciable.

Le cœur est dilaté, flasque, décoloré. A la coupe, myocarde jaune feuille morte, fragile, se laissant déchirer. Pas de lésions valvulaires.

En somme, dothiénentérie à lésions intestinales, arrivée à la période d'ulcération, et lésions infectieuses dégénératives des parenchymes, en particulier du foie, des reins et du cœur. Congestion généralisée des poumons avec foyers diffus de broncho-pneumonie nettement hémorrhagiques aux bases.

Examen bactériologique. — L'examen direct des foyers d'hépatisation pulmonaire permet de constater l'existence de pneumocoques bien caractérisés, nombreux et de petite taille.

CONCLUSIONS

1° L'antagonisme entre la grippe et la fièvre typhoïde n'existe pas.

L'observation de la fièvre typhoïde au cours d'une épidémie est cependant un fait rare et généralement isolé.

2° De cette association microbienne, lorsqu'elle se produit, résultent ces états morbides spéciaux qui n'appartiennent à aucune forme normale ou anormale de la grippe ou de la dothiénentérie, où se rencontrent cependant des symptômes communs aux deux affections : c'est l'infection typho-grippale.

3° Les grippes à forme typhoïde, ayant de nombreux points d'analogie avec cette double infection, en seront particulièrement difficiles à différencier.

4° L'infection typho-grippale a un début insidieux. A des signes de grippe évidents succèdent des symptômes indéniables de dothiénentérie : la marche anormale du pouls et de la température, le caractère traînant de l'affection, la prédominance des accidents pulmonaires ou une déchéance cardiaque précoce, en sont des caractères importants.

5° Dans bon nombre de cas, le diagnostic de tuberculose aiguë se présentera à l'esprit. Le diagnostic bactériologique est ici d'un puissant secours.

6° Le pronostic de l'infection typho-grippale est généralement grave.

Les accidents cardiaques, les accidents pulmonaires et les accidents d'intoxication infectieuse sont à redouter.

L'affection est justiciable du traitement par les bains froids.

INDEX BIBLIOGRAPHIQUE

BROCHIN. — Article Grippe du Dictionnaire encyclopédique des sciences médicales. Revue clinique (Gazette des hôp., 19 mars 1881).

CHANTEMESSE. — Les formes de la fièvre typhoïde (Gazette hebdom. de médecine et de chirurgie, 20 juin 1891).

CHOMEL. — Leçons cliniques, 1834 (1er volume).

DELEZENNE. — Étude clinique de la grippe à forme typhoïde (Revue de médecine, octobre 1892).

FAURE-MILLER. — Bains froids dans les formes typhoïdes des maladies infectieuses (Thèse. Paris, 1893).

GRELLETY. — Des complications pulmonaires de la fièvre typhoïde (Bulletin médical du Nord, 1882).

GRIESINGER. — Traité des maladies infectieuses (Trad. Lemaître).

GUÉNEAU DE MUSSY. — Cliniques médicales, 1876 (3e vol. Article fièvre typhoïde).

HARDY. — Fièvre typhoïde survenue pendant le cours d'une grippe. Clinique de la Charité (Le Praticien, 1881).

HOMOLLE. — Article fièvre typhoïde du Nouveau Dictionnaire de Médecine et de Chirurgie pratique.

HUCHARD. — La grippe ; ses formes cliniques et ses rapports avec d'autres maladies (Revue générale de Clinique et de Thérap., 1890, n° 1).

LECLERCQ. — Des maladies aiguës précédant ou accompagnant le début de la fièvre typhoïde (Thèse. Paris, 1885).

LEMOINE. — Grippe à forme typhoïde. — Clinique de l'hôpital de la Charité de Lille (Semaine médicale, octobre 1892).

MENU. — Thermométrie clinique de la grippe envisagée comme maladie spécifique (Thèse de Lyon, 1892).

MILLÉE. — Contribution à l'étude de la fièvre typhoïde à début grippal (Thèse. Paris, 1884).

Murchison. — Traité de la fièvre typhoïde (Trad, Lutaud, 1876).

Potain.— Grippe ; fièvre typhoïde intercurrente (Gazette des hôpitaux, avril 1881).

Raynaud. — Caractères de l'épidémie actuelle de fièvre typhoïde ; traitement par les bains froids (France médicale, 1876).

Saint-Ange. — Grippe et fièvre typhoïde. — Infection typho-grippale (Archives médicales de Toulouse, 1er août 1895).

Sevestre. — Fièvre typhoïde à forme anormale (Bull. soc. anatomique Paris, 26 juin 1873).

Widal. — Séro-diagnostic de la fièvre typhoïde (Soc. méd. des hôp., de Paris, 26 juin 1896).

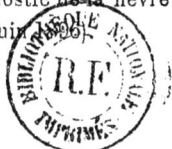

www.ingramcontent.com/pod-product-compliance
Lightning Source LLC
Chambersburg PA
CBHW071251200326
41521CB00009B/1724